疫学・全般

1. 転移性大腸癌における早期死亡率の臨床的算出：ARCADデータベースより28臨床試験の患者データの分析
Clinical Calculator for Early Mortality in Metastatic Colorectal Cancer: An Analysis of Patients From 28 Clinical Trials in the Aide et Recherche en Cancérologie Digestive Database.

ARCAD Clinical Trials Program. J Clin Oncol. 2017; 35: 1929-37.

転移性大腸癌患者22,654例を対象に、臨床的もしくは統計学的に有意な患者、疾患要因、相互作用項を含め、治療開始後30、60、90日間の死亡率の多変量回帰解析を行った。結果、死亡率はそれぞれ1.4%、3.4%、5.5%であった。高齢、低BMI、全身状態不良、転移部位数、BRAF変異状況などのベースライン因子は早期死亡率の上昇と関連する。90日間死亡率モデルは良好な識別能(C-index 0.77)とリスク校正能をもち、予測が正確であった。

2. BRAF変異進行大腸癌における予後不良の検証：無作為化臨床試験より2,530例の解析
Investigating the poor outcomes of BRAF-mutant advanced colorectal cancer: analysis from 2530 patients in randomised clinical trials.

Seligmann JF, Fisher D, Smith CG, et al. Ann Oncol. 2017; 28: 562-8.

化学療法のみを受けた進行大腸癌患者2,530例のうち、BRAF変異型は231例であった。変異型患者は野生型患者に比べ、1次治療の病勢コントロール率(DCR)と無増悪生存期間(PFS)は同程度、増悪後生存期間(P-PS)は有意に短かった(4.2ヵ月 vs 9.2ヵ月)。2次治療を受ける変異型患者数は有意に少なかったが、BRAF変異は2次治療の劣性の転帰とは相関しなかった。変異型患者の24.3%は1次治療のPFSとP-PSが良好であったが(ともに＞6ヵ月、全生存期間(OS)24.0ヵ月)、36.5%は1次治療中／後の進行が速く(OS 4.7ヵ月)、臨床不均一性がみられた。

3. 診断前アルコール摂取量と大腸癌の生存率：Colon Cancer Family Registry
Prediagnostic Alcohol Consumption and Colorectal Cancer Survival: The Colon Cancer Family Registry.

Phipps AI, Robinson JR, Campbell PT, et al. Cancer. 2017; 123: 1035-43.

1997～2007年に診断された大腸癌(CRC)患者4,966例を対象に、生存率の前向き追跡調査が行われ、診断前の1年間に平均で1日1回以上アルコールを摂取した患者を非飲酒患者と比較した。診断前のビールとリカーの摂取量はCRC生存率とは関連しなかったが、ワインの高い摂取量は全体的に良好な予後と中程度に関連した(CRC特異的HR 0.70、95%CI：0.48～1.03；全体HR 0.70、95%CI：0.53～0.94)。患者と腫瘍の属性による層別化解析も同様の結果であった。

病因・病態・病理

4. CALGB 89803(Alliance)試験における予測ビタミンD状況による大腸癌再発および死亡率への影響の検証
Predicted vitamin D status and colon cancer recurrence and mortality in CALGB 89803 (Alliance).

Fuchs MA, Yuan C, Sato K, et al. Ann Oncol. 2017; 28: 1359-67.

ステージIIIの大腸癌患者1,016例において、癌診断後の予測25(OH)D血中濃度が転帰に及ぼす影響を検証した。予測25(OH)Dスコアが最高五分位の患者群は最低五分位群と比較し、大腸癌再発および死亡率(無病生存率)の調整HRが0.62(95%CI：0.44～0.86)であった(p for trend =0.005)。予測25(OH)Dスコアの上昇は無再発生存率と全生存率の有意な改善と関連した。予測25(OH)Dスコアの上昇に関連するベネフィットはマイクロサテライト不安定性やKRAS、BRAF、PIK3CA、TP53変異状態下でも一貫していた。

Fusobacterium nucleatum が Toll 様受容体4から NF-κB へのシグナル伝達の活性化および microRNA-21の発現上昇を介してマウス大腸癌細胞増殖と腫瘍成長を促進する

Fusobacterium nucleatum Increases Proliferation of Colorectal Cancer Cells and Tumor Development in Mice by Activating Toll-Like Receptor 4 Signaling to Nuclear Factor-κB, and Up-regulating Expression of MicroRNA-21.

Yang Y, Weng W, Peng J, et al. Gastroenterology. 2017; 152: 851-66.e24.

Fusobacterium nucleatum(*F. nucleatum*)に感染した大腸癌細胞株は増殖能と浸潤能が上昇し，形成した腫瘍が非感染細胞より大きかった。*F. nucleatum* 強制投与の APC$^{min/+}$ マウスでは腫瘍数が有意に多く，生存期間が有意に短かった。*F. nucleatum* 感染により発現が変動した炎症因子と microRNA のうち，miR21が最も顕著に増加した(＞4倍)。その機序は，Toll 様受容体4から MYD88 へのシグナル伝達の活性化による NF-κB の活性上昇であった。また，*F. nucleatum* DNA と miR21量が多い大腸癌患者の生存期間が短かった。

C. elegans における宿主と微生物の共同代謝による抗癌剤有効性への影響

Host-Microbe Co-metabolism Dictates Cancer Drug Efficacy in *C. elegans*.

Scott TA, Quintaneiro LM, Norvaisas P, et al. Cell. 2017; 169: 442-56.e18.

宿主・微生物・薬物の相互作用の根底を明かす3ウェイハイスループットスクリーニングが行われた。腸内の微生物は細菌ビタミン B_6, B_9 を含む代謝的薬物相互変換およびリボヌクレオチド代謝を通じて，フルオロピリミジンの効果を補強または抑制できる。また，細菌デオキシヌクレオチドプールの不均衡はフルオロウラシルのオートファジー効果と宿主細胞死を増幅した。この効果はヌクレオシド二リン酸キナーゼにより制御された。

Lgr5$^+$ 幹細胞は原発性大腸癌と転移性大腸癌では異なる役割をもつ

A distinct role for Lgr5$^+$ stem cells in primary and metastatic colon cancer.

de Sousa e Melo F, Kurtova AV, Harnoss JM, et al. Nature. 2017; 543: 676-80.

Lgr5がヒト大腸癌の臨床的進行特徴をもつマウス腫瘍から癌幹細胞(CSC)を識別する。Lgr5$^+$ 細胞の選択的除去は原発性癌の成長を制限するが，腫瘍退縮には至らなかった。むしろ，Lgr5$^+$ CSC プールを絶えず補充する増殖性 Lgr5$^-$ 細胞が腫瘍を維持し，治療中止後の腫瘍成長の速やかな再開を引き起こす。一方，Lgr5$^+$ CSC は大腸癌由来の肝転移巣の形成と維持に重要である。原発性癌と転移性癌における CSC の異なる役割から，CSC は転移性疾患の治療標的になりうる。

★ LGR5$^+$ ヒト大腸癌幹細胞の可視化と標的治療

Visualization and targeting of LGR5$^+$ human colon cancer stem cells.

Shimokawa M, Ohta Y, Nishikori S, et al. Nature. 2017; 545: 187-92.

LGR5発現ヒト大腸癌細胞は癌幹細胞(CSC)である。タモキシフェン誘導的 Cre 発現 *LGR5* アレルを用いた細胞系譜解析は LGR5$^+$ 腫瘍細胞の自己再生・分化能を明らかにした。LGR5$^+$ CSC を *LGR5-iCaspase 9* ノックイン癌オルガノイドから選択的に除去すると腫瘍の増大が止まり，その再出現により腫瘍は再度増大した。KRT20発現分化癌細胞は癌組織から絶えず失われるのに対して，LGR5$^+$ CSC は"先祖返り"が観察され，腫瘍増大に寄与する。癌化学療法と LGR5$^+$ CSC 標的治療の併用の治療効果も検証した。

造血細胞キナーゼ活性の抑制は骨髄細胞媒介大腸癌の進行を抑える

Inhibition of Hematopoietic Cell Kinase Activity Suppresses Myeloid Cell-Mediated Colon Cancer Progression.

Poh AR, Love CG, Masson F, et al. Cancer Cell. 2017; 31: 563-75.

大腸癌患者において，造血細胞キナーゼ(HCK)の高発現は生存率の低下と相関した。マウスでは，HCK 活性上昇は内因性腫瘍とヒト大腸癌細胞異種移植片の成長を促進した。また，成熟リンパ球または Stat-6依存 Th2サイトカインシグナル伝達とは関連せずに，腫瘍関連マクロファージから，顕著に選択的活性化されたエンドタイプが現れた。薬剤または遺伝子改変による HCK 活性の抑制は，腫瘍関連マクロファージの選択的活性化と大腸癌異種移植片の成長を抑える。

細胞型特異的動的論理モデルによる大腸癌における薬剤耐性メカニズムの解析

Drug Resistance Mechanisms in Colorectal Cancer Dissected with Cell Type-Specific Dynamic Logic Models.

Eduati F, Doldàn-Martelli V, Klinger B, et al. Cancer Res. 2017; 77: 3364-75.

14の大腸癌細胞株を用いて，43の摂動条件(5種類の刺激と7つの阻害薬の組み合わせ)下で14のリン酸化蛋白質を測定し，シグナルネットワーク関連の細胞型特異的動的論理モデルを確立した。27の薬剤感受性予測では，シグナル伝達ダイナミクス特異的パラメーターは14の薬剤感受性と相関し，そのうち9つはゲノムバイオマーカーがなかった。これら相関の1つとして，GSK3共同阻害による MEK 阻害薬耐性の克服を予測した薬剤の組み合わせを検証した。

大腸癌における高いMAPK活性は前駆細胞を標識し，その作用はRAS変異に依存せず持続する
Oncogenic Effects of High MAPK Activity in Colorectal Cancer Mark Progenitor Cells and Persist Irrespective of RAS Mutations.

Blaj C, Schmidt EM, Lamprecht S, et al. Cancer Res. 2017; 77: 1763-74.

大腸癌初代培養組織，異種移植片モデル，MAPKレポーター構築を用いて，MAPK活性が高い腫瘍細胞は特に腫瘍外縁に集積することを示した。また，それらの細胞は増殖が止まり，上皮間葉転換が生じ，大腸癌幹細胞関連マーカーが発現していた。KRAS変異大腸癌では，MAPKシグナル伝達は残存の野生型RASアイソフォームにより制御されていた。さらに，高いMAPK活性はin vivoで大腸癌細胞の前駆細胞を標識することが系列追跡より明らかにされた。

インターフェロン受容体の不活性化は免疫特権をもつ腫瘍微小環境の確立を促進する
Inactivation of Interferon Receptor Promotes the Establishment of Immune Privileged Tumor Microenvironment.

Katlinski KV, Gui J, Katlinskaya YV, et al. Cancer Cell. 2017; 31: 194-207.

ヒト大腸癌またはマウス大腸癌モデルでは，Ⅰ型インターフェロン受容体IFNAR1の発現が低下した。腫瘍間質でのIFNAR1発現低下は大腸癌の発生と成長を刺激し，免疫特権ニッチを形成させ，大腸癌患者の不良な予後を予測した。IFNAR1の遺伝的安定化は細胞傷害性T細胞の生存を改善し，キメラ抗原受容体発現T細胞移入とPD-1阻害の効果を高めた。IFNAR1の薬理学的安定化は腫瘍の成長を抑制し，IFNAR1活性化による抗癌剤治療改善の根拠を示した。

診断・評価

便検査陽性から大腸内視鏡検査までの期間と大腸癌リスクおよび診断時の癌ステージとの関連
Association Between Time to Colonoscopy After a Positive Fecal Test Result and Risk of Colorectal Cancer and Cancer Stage at Diagnosis.

Corley DA, Jensen CD, Quinn VP, et al. JAMA. 2017; 317: 1631-41.

免疫学的便潜血検査（FIT）陽性患者70,124例のうち，全大腸癌は2,191例，進行癌は601例であった。FIT後8〜30日の間に大腸内視鏡検査による追跡検査を実施した患者群に比較して，追跡検査時期が2ヵ月群，3ヵ月群，4〜6ヵ月群，7〜9ヵ月群は全大腸癌リスクと進行癌リスクに有意差がなかった。しかし，10〜12ヵ月群は全大腸癌リスク（1,000例あたり49例）と進行癌リスク（同19例）がともに有意に高くなった。また，12ヵ月超群ではリスクがさらに上昇した（それぞれ同76例と31例）。

転移性大腸癌患者の診断および治療モニタリングにおける血漿ctDNA RAS変異解析
Plasma ctDNA RAS mutation analysis for the diagnosis and treatment monitoring of metastatic colorectal cancer patients.

Vidal J, Muinelo L, Dalmases A, et al. Ann Oncol. 2017; 28: 1325-32.

115例の転移性大腸癌患者において組織と血漿によるRAS解析の合致度は93％であった。臨床‐病理解析では，腫瘍の転移部位（腹膜，肺），腫瘍組織診断（粘液癌），採血前の治療は，OncoBEAM法を用いた血中循環腫瘍DNA（ctDNA）からのRAS検出を低下させることが示された。化学療法／抗血管新生療法を受けたRAS変異型患者において，RAS ctDNAの時系列解析は治療奏効性を反映し，奏効を早期予測する。RAS野生型患者では，抗上皮成長因子受容体療法時のRAS変異発生の検出に有用であることが示された。

転移性大腸癌での抗EGFR療法選択における血液と腫瘍に基づくRAS変異検出の合致度
Concordance of blood- and tumor-based detection of RAS mutations to guide anti-EGFR therapy in metastatic colorectal cancer.

Grasselli J, Elez E, Caratù G, et al. Ann Oncol. 2017; 28: 1294-301.

PCR結果との合致度は血中循環腫瘍DNA（ctDNA）BEAMingが89.7％，組織BEAMingが90.9％であった。組織‐血漿結果の不一致は15例（10.3％）であった。ctDNA解析は組織で未検出の低頻度RAS変異を9例確認した。おそらく検査方法の感受性と不均一性が原因である。血漿で未検出の6例においては，低腫瘍負荷と低ctDNA放出が考えられる。2次治療と3次治療に抗上皮成長因子受容体（EGFR）抗体とイリノテカンを併用した患者において，PCRとctDNA解析による治療効果予測は同程度であった。48％の患者は血中変異アレル断片が1％以下であった。

16

転移性大腸癌患者における原発腫瘍部位の意義：1次治療の臨床試験のメタ解析
The relevance of primary tumour location in patients with metastatic colorectal cancer: A meta-analysis of first-line clinical trials.

Holch JW, Ricard I, Stintzing S, et al. Eur J Cancer. 2017; 70: 87-98.

右側に原発腫瘍のある大腸癌（RC）患者は，左側原発腫瘍（LC）患者に比べて，予後不良と有意に関連した（全生存率 HR 1.56, 95%CI：1.43〜1.70, p＜0.0001）。また原発腫瘍位置が，標準治療に抗上皮成長因子受容体（EGFR）抗体を追加した RAS 野生型患者の生存利益を予測した。LC 患者では抗血管内皮増殖因子（VEGF）抗体の追加に比べ，抗 EGFR 抗体の追加による生存利益が有意に大きかった（HR 0.71, 95%CI：0.58〜0.85, p＝0.0003）。一方，RC 患者では標準治療の転帰が不良であったが，ベバシズマブ治療は数値的には生存期間の延長と相関した。

17

腺腫サーベイランスと大腸癌発生率：多施設共同，後ろ向きコホート研究
Adenoma surveillance and colorectal cancer incidence: a retrospective, multicentre, cohort study.

Atkin W, Wooldrage K, Brenner A, et al. Lancet Oncol. 2017; 18: 823-34.

大腸内視鏡検査を受けた中等度リスクの腺腫患者11,944例を7.9年間（中央値）追跡し，210例が大腸癌と診断された。少なくとも1回のサーベイランスを受けた6,925例の患者群では，サーベイランスなし群に比べ大腸癌発生率が有意に低下した。また，サーベイランスなし群において準最適な大腸内視鏡検査，近位ポリープ，ベースライン時に高グレードまたは腺腫≧20mmの特徴をもつ患者の大腸癌発生率は全体より有意に高く，このような特徴をもたない患者では全体より低かった。

大腸癌と遺伝子解析

18

大腸癌患者における癌感受性遺伝子の突然変異
Cancer Susceptibility Gene Mutations in Individuals With Colorectal Cancer.

Yurgelun MB, Kulke MH, Fuchs CS, et al. J Clin Oncol. 2017; 35: 1086-95.

1,058例の大腸癌患者のうちリンチ症候群（LS）33例（3.1%）を含め，105例（9.9%）が1つ以上の病原性突然変異を有していた。LS 患者29例の96.6%はマイクロサテライト不安定性／ミスマッチ修復の異常を示した。非 LS 遺伝子変異患者74例では，高浸透率遺伝子（APC，両アレルの MUTYH, BRCA1／2, PALB2, CDKN2A, TP53）の突然変異が23例で，そのうち15例は根本的な突然変異を示す病歴がなかった。38例は中等度浸透率大腸癌リスク遺伝子（単アレルの MUTYH, APC*I1307K, CHEK2）に突然変異があった。診断時年齢，大腸癌の家族歴とその他の癌の既往歴からは非 LS 遺伝子変異を予測できなかった。

19

難治・転移性大腸癌患者において DNA 修復関連遺伝子の遺伝的変異体は TAS-102 の有効性を予測する
Genetic variants of DNA repair-related genes predict efficacy of TAS-102 in patients with refractory metastatic colorectal cancer.

Suenaga M, Schirripa M, Cao S, et al. Ann Oncol. 2017; 28: 1015-22.

TAS-102治療を受けた評価群52例，検証群129例とレゴラフェニブ治療を受けた対照群52例を解析した。評価群の単変量解析では，ATM rs609429 の G アレル群は C/C 変異体群に比べ，全生存期間が有意に長かった。多変量解析でも同様の相関がみられた。XRCC3 rs861539 の A アレル群は G/G 変異体群に比べて，無増悪生存期間が有意に長かった。検証群でも同様の傾向はみられたが有意ではなかった。

20

遺伝子発現に基づく BRAF V600E 変異大腸癌のサブタイプ
BRAF V600E Mutant Colorectal Cancer Subtypes Based on Gene Expression.

Barras D, Missiaglia E, Wirapati P, et al. Clin Cancer Res. 2017; 23: 104-15.

BRAF V600E 変異大腸癌患者218例の遺伝子発現データを用いて BM1 と BM2 の2つの異なるサブタイプに分類した。分類はマイクロサテライト不安定性状況，PI3K 変異，性別，偏側性と相関しない。BM1 は KRAS/AKT 経路の活性化，mTOR/4EBP の発現異常および上皮間葉転換を特徴とし，BM2 は有意な細胞周期異常を示す。プロテオミクスデータは BM1 での AKT と 4EBP の高リン酸化，BM2 での CDK1 高発現とサイクリン D1 低発現を示し，分類を支持した。BRAF V600E 変異型サブタイプをほかの大腸癌と区別するため，遺伝子発現モチーフの全体的な評価を提供する。

化学療法の新知見

21
KARS野生型進行／転移性大腸癌患者において1次化学療法と併用するセツキシマブとベバシズマブの全生存期間による比較：無作為化臨床試験

Effect of First-Line Chemotherapy Combined With Cetuximab or Bevacizumab on Overall Survival in Patients With *KRAS* Wild-Type Advanced or Metastatic Colorectal Cancer: A Randomized Clinical Trial.

Venook AP, Niedzwiecki D, Lenz HJ, et al. JAMA. 2017; 317: 2392-401.

*KRAS*野生型進行／転移性大腸癌患者を，1次治療のmFOLFOX6もしくはFOLFIRIレジメンにおけるセツキシマブ併用群(578例)とベバシズマブ併用群(559例)に無作為に割り付けた。263例の生存患者を47.4ヵ月間(中央値)追跡した。全生存期間中央値はセツキシマブ併用群30.0ヵ月，ベバシズマブ併用群29.0ヵ月で，層別化HRは0.88であった。無増悪生存期間中央値はそれぞれ10.5ヵ月と10.6ヵ月で，層別化HRは0.95であった。奏効率はそれぞれ59.6％と55.2％で，有意差はなかった。

22
周術期の肝動注化学療法は大腸癌肝転移切除後の生存期間延長と関連する：傾向スコア解析

Perioperative Hepatic Arterial Infusion Pump Chemotherapy Is Associated With Longer Survival After Resection of Colorectal Liver Metastases: A Propensity Score Analysis.

Groot Koerkamp B, Sadot E, Kemeny NE, et al. J Clin Oncol. 2017; 35: 1938-44.

大腸癌肝転移切除を受けた治療継続患者2,368例を55ヵ月間(中央値)追跡した。全生存期間(OS)中央値は肝動注化学療法(HAI)群が67ヵ月，非HAI群が44ヵ月で，HAI群が有意に長かった。10年OS率はHAI群38.0％，非HAI群23.8％であった。先進的な全身化学療法を受けた患者のOS中央値もHAI群が有意に長かった。長いOSとHAIの傾向スコア調整後HRは0.67であった。リンパ節転移陰性患者および臨床リスクスコア0～2の患者においてHAIによるOSへの影響が有意に顕著であった。

23
転移性大腸癌における1次治療としてのS-1とカペシタビンの第Ⅲ相無作為化比較試験：Dutch Colorectal Cancer GroupによるSALTO研究

Randomized phase III trial of S-1 versus capecitabine in the first-line treatment of metastatic colorectal cancer: SALTO study by the Dutch Colorectal Cancer Group.

Kwakman JJM, Simkens LHJ, van Rooijen JM, et al. Ann Oncol. 2017; 28: 1288-93.

未治療の転移性大腸癌患者161例を1:1でカペシタビン群とS-1群に無作為に割り付けた。担当医師の評価による手足症候群(HFS)発生率はカペシタビン群73％ vs S-1群45％で有意差があった(OR 0.31, 95％CI：0.16～0.60, p＝0.0005)。グレード3のHFS発生率(21％ vs 4％)と患者の評価によるHFS発生率(84％ vs 58％)においても有意差があった(それぞれp＝0.003, p＝0.004)。食欲不振はS-1群で多くみられた(3％ vs 13％, p＝0.03)。相対用量強度は88％ vs 95％であった(p＝0.026)。

24
肝限局転移性大腸癌患者に対するFOLFOXIRI＋ベバシズマブの有効性：Gruppo Oncologico del Nord Ovestによる臨床試験のプール解析

Efficacy of FOLFOXIRI plus bevacizumab in liver-limited metastatic colorectal cancer: A pooled analysis of clinical studies by Gruppo Oncologico del Nord Ovest.

Cremolini C, Casagrande M, Loupakis F, et al. Eur J Cancer. 2017; 73: 74-84.

FOLFOXIRIとベバシズマブの併用療法を行った肝限局転移を伴う切除不能大腸癌患者205例を解析した。同時性転移，転移巣≧4，両葉転移の発生率は90％，61％，79％で，転移巣サイズ≧5cmは42％，転移巣≧6は25％であった。R0／R1切除は74例，R2切除は17例であった。転移巣＜6，RECIST判定での奏効は切除可能を予測する。R0／R1切除症例は，ほかの症例と比べて無増悪生存期間(PFS)と全生存期間(OS)が有意に延長した。R0切除症例の5年PFS率と5年OS率は12％と43％であった。

分子標的薬の新知見

25. 腫瘍CD274(PD-L1)の発現状況がアスピリン投与と大腸癌生存率の関連に影響を及ぼす

Aspirin Use and Colorectal Cancer Survival According to Tumor CD274 (Programmed Cell Death 1 Ligand 1) Expression Status.

Hamada T, Cao Y, Qian ZR, et al. J Clin Oncol. 2017; 35: 1836-44.

大腸癌患者617例を11.5年間(中央値)追跡した。死亡例325例のうち大腸癌特異的死亡は118例であった。診断後のアスピリン投与と大腸癌特異的生存率の関連はCD274の発現状況によって有意に異なった(p for interaction＜0.001)。アスピリン非投与群と比較し、投与群の多変量調整HRはCD274低発現時が0.16、高発現時が1.01であった。この関連は、マイクロサテライト安定性／*PIK3CA*野生型、PTGS2発現、CDX2発現、腫瘍浸潤リンパ球、診断前アスピリン投与など各サブグループで一貫していた。

26. 低分化、臨床的に侵襲性が強い大腸癌の前臨床モデルにおけるNEDD8経路阻害の有効性

Efficacy of NEDD8 Pathway Inhibition in Preclinical Models of Poorly Differentiated, Clinically Aggressive Colorectal Cancer.

Picco G, Petti C, Sassi F, et al. J Natl Cancer Inst. 2017; 109: djw209.

NEDD8活性化酵素阻害薬pevonedistatに顕著に応答する大腸癌細胞株は、DNAの再複製、増殖阻害、アポトーシスの増加を特徴とした。薬剤感受性は上皮成長因子受容体経路の活性低下と機能的に関連した。予測耐性患者由来異種移植モデルでは効果がみられなかったが、pevonedistatの*in vivo*投与は予測感受性モデルにおいては成長を有意に阻害した。大腸癌患者では、転写因子による薬剤感受性予測は術後の予後不良、セツキシマブ治療中の早期進行と有意に関連し、pevonedistat感受性の特徴として組織学的な低分化と高グレード粘液腺癌の転写特徴があった。

手術・腹腔鏡手術の新知見

27. 2次化学療法後の大腸癌肝転移切除の意義：6,415例のLiverMetSurvey解析

Resection of colorectal liver metastases after second-line chemotherapy: is it worthwhile? A LiverMetSurvey analysis of 6415 patients.

LiverMetSurvey International Contributing Centers. Eur J Cancer. 2017; 78: 7-15.

1次治療後に大腸癌肝転移(CLM)切除を施行した患者群5,624例と2次治療後の791例を平均30.1ヵ月間追跡した。両群においてCLM診断後の全生存期間(OS)、当初切除不能であった患者の無病生存期間(DFS)とOSに有意差はなかった。2次治療群はCLM切除後のDFSが有意に短かった。原発巣のリンパ節転移陽性、肝外病変、治療中の進行、R2切除、肝切除回数年間50回未満は2次治療群の悪いOSの独立予測因子であり、原発巣のリンパ節転移陽性、同時性・両側転移は短いDFSを予測する。

大腸癌内視鏡の新知見

28. 17年後の追跡調査による一度のみの軟性S状結腸鏡検査の長期的な影響の評価：UK Flexible Sigmoidoscopy Screeningの無作為化比較試験

Long term effects of once-only flexible sigmoidoscopy screening after 17 years of follow-up: the UK Flexible Sigmoidoscopy Screening randomised controlled trial.

Atkin W, Wooldrage K, Parkin DM, et al. Lancet. 2017; 389: 1299-311.

170,034例の被験者を1：2で検査群(57,098例)と対照群(112,936例)に無作為に割り付けた。検査群の71％が軟性S状結腸鏡検査を受けた。17.1年間(中央値)の追跡期間中、検査群1,230例と対照群3,253例が大腸癌と診断され、そのうち353例と996例が大腸癌で死亡した。Intention to treat解析では、対照群と比べて、検査群の大腸癌発症率は26％、大腸癌死亡率は30％有意に低下した。検査未実施で補正したper protocol解析では、検査群の大腸癌発症率と大腸癌死亡率はそれぞれ35％と41％低下した。

その他の新知見（食習慣）

29
食習慣と大腸癌リスク：腫瘍位置と分子サブタイプの解析
Dietary Patterns and Risk of Colorectal Cancer: Analysis by Tumor Location and Molecular Subtypes.
Mehta RS, Song M, Nishihara R, et al. Gastroenterology. 2017; 152: 1944-53.e1.

137,217例の男女を最大32年間追跡し，3,260例の大腸癌（CRC）を確認した。そのうち，近位結腸癌は1,264例，遠位結腸癌は866例，直腸癌は670例であった。西洋型食習慣はCRC発症率の増加と有意に関連した（RR 1.31）。特に遠位結腸癌と直腸癌において関連が顕著であった。一方，prudentな食習慣による全CRC発症率のRRは0.86で，解剖部位別でも同様の結果であった。その傾向は男性のほうがより強かった。また，西洋型食習慣はいくつかのCRC分子サブタイプとより強く関連する傾向があった。

30
西洋型食習慣による大腸での胆汁酸ホメオスタシス，細胞増殖と腫瘍形成の無秩序化
Western Diet Deregulates Bile Acid Homeostasis, Cell Proliferation, and Tumorigenesis in Colon.
Dermadi D, Valo S, Ollila S, et al. Cancer Res. 2017; 77: 3352-63.

マウスでの腫瘍形成，大腸粘膜の構造的・代謝的変化における西洋型食習慣（WD）の影響を評価した。WDにより腫瘍の数，陰窩の深さ，大腸細胞の増殖が増加した。粘膜プロテオーム解析から細胞内胆汁酸（BA）ホメオスタシスの無秩序化と細胞増殖の活性化が示された。管腔内BAは増加したものの，BAトランスポーターFABP6，OSTβ，ASBTの発現，副次的BAのデオキシコール酸とリトコール酸の濃度が低下した。また，核BA受容体FXRの活性低下が示唆された。

EDITOR'S COMMENT

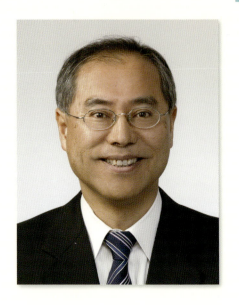

馬場 秀夫
熊本大学大学院生命科学研究部 消化器外科学 教授

　今回は2017年の前期に発表された論文のなかで特に注目していただきたいテーマを選択させていただきました。「疫学・全般」からは*BRAF*変異型大腸癌の予後不良の検証（文献2），「病因・病態・病理」からは腸内細菌叢は大腸癌の増殖・浸潤能（文献5）や，抗癌剤の治療効果に影響を与えている可能性（文献6）が報告されています。「診断・評価」からは組織と血漿での*RAS*変異検出の合致度（文献14,15）の報告がなされています。外科的な立場からは大腸癌肝転移に関して，肝限局転移性大腸癌に対するFOLFOXIRI＋ベバシズマブの治療成績に関するプール解析（文献24），2次化学療法後におけるconversion肝切除の意義（文献27），全身化学療法を併用した周術期肝動注療法の有効性（文献22）に関する報告を選定いたしました。日本からの報告は1編ですが，非常に興味深い報告がなされています。著者らは大腸癌細胞の動態をマウス生体内で観察する技術を開発され，腫瘍増大の原因である癌幹細胞が存在することを確認されました。さらに，癌幹細胞だけを殺傷する治療モデルを開発され，既存治療薬との併用療法の有効性を提唱されています。ここ数年は癌研究の進歩が著しく，基礎・臨床領域ともにリアルタイムで内容を把握しておく必要があります。この企画が皆様のお役に立つことを願っております。

EDITOR'S COMMENT

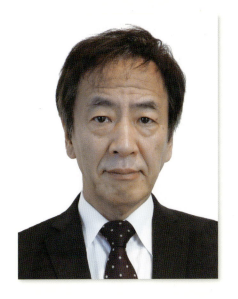

兵頭 一之介

筑波大学医学医療系臨床医学域 消化器内科学 教授

　前回の2016年レビューに引き続き，今回は2017年1～6月に発表された論文のなかから30編を選定しています。前回は，腫瘍免疫の話題と抗上皮成長因子受容体（EGFR）抗体と抗血管内皮増殖因子（VEGF）抗体の比較試験が印象に残っていますが，今回は，基礎研究でいくつか面白いものをみつけました。腸内細菌叢関連では大腸癌増殖やフルオロピリミジンとの相互作用，癌幹細胞関連ではLgr5陽性細胞の役割，腫瘍免疫関連では造血細胞キナーゼや癌細胞インターフェロン受容体の関わりなどです。臨床分野においても，大腸癌細胞のPD-L1発現状態とアスピリン投与による生存率改善に関する報告がありました。また，いくつか未解決の臨床的疑問に迫る論文も取り上げています。このように，次々とさまざまな分野で興味深い知見が得られています。是非とも，本誌を最新情報のcatch-upに役立ててください。